Dr Marcel CHAILLY

SÉQUELLES NERVEUSES

DE LA

Méningite cérébro-spinale ÉPIDÉMIQUE

A. MALOINE, ÉDITEUR

25-27, rue de l'École-de-Médecine
PARIS

Rue de la Charité, 6
LYON

1906

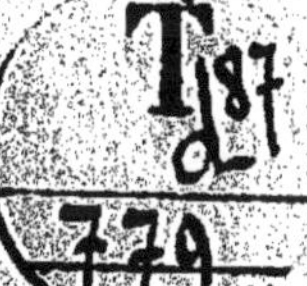

Dr Marcel CHAILLY

SÉQUELLES NERVEUSES

DE LA

Méningite cérébro-spinale

ÉPIDÉMIQUE

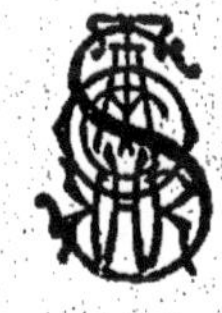

LYON

A. MALOINE, ÉDITEUR

6, rue de la Charité, 6

1905

A MON PÈRE ET A MA MÈRE

Mon affection pour eux est de celles que les mots n'expriment pas.

A MES SŒURS

A MON PRÉSIDENT DE THÈSE

Monsieur le Professeur PIERRET

Professeur de Clinique des Maladies mentales
de la Faculté de médecine
Chevalier de la Légion d'Honneur.

Son enseignement me fit aimer l'étude des maladies mentales. Ses leçons sont de celles qu'on n'oublie jamais.

Je suis fier de l'honneur qu'il me fait en me permettant de placer ce travail sous la haute autorité de son nom.

A Monsieur le Médecin-Major CHAVIGNY

Répétiteur à l'École du Service de Santé militaire

qui m'inspira le sujet de cette thèse et m'en facilita la composition.

A Monsieur TATY

Chef du laboratoire de Médecine mentale.

Qu'il me permette de lui exprimer ma reconnaissance pour les marques de sympathie qu'il m'a prodiguées et de le remercier de l'intérêt qu'il a porté à cette modeste étude.

A MES MAITRES DE PARIS ET DE LYON

AVANT-PROPOS

Au moment de quitter l'École du Service de Santé Militaire, je tiens à adresser mes remerciements à tous ceux qui me portèrent de l'intérêt :

A Monsieur le Médecin-Inspecteur Nogier qui, tout au début de ma carrière militaire me guida de ses précieux conseils ;

A Monsieur le Médecin-Inspecteur Général et Madame Claudot ; A Monsieur le Médecin-Inspecteur et Madame Vaillard, dont les salons me furent ouverts ;

A Monsieur le Médecin-Major Chavigny, auquel je dois le sujet de cette thèse et dont l'enseignement fut pour moi d'un si grand profit.

A Monsieur le Médecin-Major Georges, qui me fit toujours le plus aimable accueil et voulut bien me confier une observation personnelle ;

A Monsieur le Médecin aide-major Ferron, qui s'intéressa à mon travail et me communiqua un manuscrit inédit ;

A tous mes Maîtres de l'Hôpital Desgenettes.

Enfin que mes camarades Armengaud et Bellot, dont la franche amitié me fut si précieuse, soient convaincus que jamais je ne les oublierai.

INTRODUCTION

On s'est demandé pendant fort longtemps s'il existait un germe spécial engendrant la méningite cérébro-spinale épidémique ; la question — qui n'est pas réglée définitivement — a été débattue à maintes et maintes reprises : pour d'aucuns une épidémie pouvait être produite par un microbe banal (microbe de la grippe, pneumocoque, staphylocoque, etc.) ; d'autres ne reconnaissaient ce pouvoir qu'à un pathogène à caractères bien définis, que Weichselbaum nommait *diplococcus intra-cellularis meningitidis ;* d'autres enfin, éclectiques, songeaient à une association microbienne.

Les connaissances de bactériologie et d'épidémi o logie se précisant, les méthodes de laboratoire devenant plus exactes, on ne tardait pas à décrire à ce microbe pathogène des caractères quelque peu différents suivant les milieux de culture ; au microbe de Weichselbaum vint se joindre celui de Jæger-Hübner et un nouveau problème se posa : Ces deux microbes sont-ils identiques ? (1).

Tandis que l'attention se portait plus volontiers sur les recherches microscopiques, il devait arriver fatalement que l'étude symptomatique de la méningite cérébro-spinale épidémique fût laissée au second plan ; les signes cliniques bien étudiés, bien classés déjà par les anciens auteurs n'incitaient plus à de nouvelles descriptions ; on se contentait bientôt d'observations très résumées, l'examen du malade était un peu délaissé au profit des recherches de laboratoire ; on avait beaucoup à apprendre en isolant et cultivant les microbes ; on tombait aisément dans la redite en décrivant les symptômes de l'affection.

C'est peut-être pour cette raison que les malades ont été peu suivis et qu'on s'est rarement posé cette question : Que devient ultérieurement ce système nerveux touché par une infection grave ? Quelles séquelles laisse sur l'axe cérébro-spinal l'affection appelée improprement méningite et dont le nom — moins simple il est vrai — mais plus exact, serait : méningo-spino-encéphalite épidémique ?

Des difficultés d'ailleurs surgissent dès les premières recherches. Il semble logique d'admettre que cette infection grave — les statistiques de mortalité en font foi (65 p. 100 d'après Laveran ; 75 p. 100 à Aigues-

(1) Voir à ce sujet : M.-H. Jaeger : Étiologie de la méningite spinale épidémique, *Semaine médicale*, 1895, p. 420.

Hübner : Sur l'étiologie et le diagnostic de la méningite cérébro-spinale épidémique, *Semaine médicale*, 1896, p. 238.

P. Sorgente : Weitere Untersuchungen über den Meningococcus, *Centralbl. f. Bakt.*, I, Origine, t. XXXIX, 16 juin 1905, p. 1-14.

Mortes en 1841; 90 p. 100 à Douera)—que cette infection grave doit rarement s'évanouir sans laisser de trace, Seulement il faudrait revoir les malades et ce n'est pas toujours réalisable : frappés tardivement d'hémiplégie ou de parésie, ils iront demander des soins à un praticien qui n'aura pas été témoin de la maladie antérieure. Au cours de ces complications éloignées les patients appelleront rarement l'attention sur l'affection primitive. Atteints de troubles mentaux ils iront échouer dans un asile où l'on sera privé de tout renseignement sur leurs antécédents. Quelques-uns jugés d'emblée incurables, ne voient peut-être pas leur affection scrutée avec tout le soin nécessaire pour que l'étiologie en soit rendue évidente.

Les hôpitaux militaires sont à cet égard un peu plus favorisés; il est toujours aisé de connaître l'état sanitaire du sujet tant qu'il reste au service; avant de le quitter il ne manque pas de faire valoir ses droits pour une pension, aussi est-il astreint à un nouveau séjour d'hôpital au moment même où de sa maladie primitive il ne conserve plus que les séquelles.

C'est ainsi que nous avons eu l'occasion à l'hôpital Desgenettes de réunir trois de ces cas dont MM. les médecins-majors Chavigny et Georges ont bien voulu nous confier l'observation. Il nous parut alors intéressant de chercher dans la science les quelques cas de troubles nerveux consécutifs à la méningite, nous demandant si cette infection ne pourrait aider à expliquer l'origine de ces désordres que trop aisément on considérait autrefois comme primitifs.

Le temps n'est plus où l'on pouvait se contenter du

diagnostic de folie ou de paralysie, nous devons aujourd'hui en chercher la cause primordiale ; l'axe cérébro-spinal n'échappe pas aux processus infectieux ordinaires ; les troubles mentaux ou médullaires ne constituent plus une entité morbide, ils ne sont pas autonomes ; ils reconnaissent les causes communes aux affections de tous les organes ; le germe ou la toxine est aussi capable d'atteindre le système nerveux central que le foie et le poumon ; il y a des « cérébraux » comme il y a des candidats à la tuberculose. D'aucuns feront un tissu cicatriciel au niveau de leurs poumons, d'autres au niveau de leurs centres nerveux supérieurs ; les uns et les autres pourront voir sommeiller pendant un temps plus ou moins long leurs accidents ; puis un jour, sous une influence surajoutée, une nouvelle poussée pourra renaître aux points anciennement lésés.

Si l'on se contentait volontiers autrefois d'affirmer que, suivant la définition de Foville, « la folie constitue par elle-même une individualité pathologique, une maladie propre », on tend aujourd'hui de plus en plus à rechercher le rapport qui unit le délire vésanique aux intoxications endo ou exogènes.

On connaît les paralysies consécutives à la diphtérie, les névrites et myélites dues à la toxine tuberculeuse, les affections nerveuses que l'infection syphilitique fait apparaître chez les prédisposés. Pourquoi n'en serait-il pas de même pour les points du névraxe touchés par l'infection méningococcique ? Étant donné le petit nombre d'observations publiées dans la science, nous avons moins l'intention de résoudre cette question que celle d'attirer l'attention sur les suites éloignées possibles de la méningite cérébro-spinale ; nous croyons qu'à l'avenir il pourrait être utile de suivre les malades longtemps encore après leur sortie de l'hôpital.

Afin de limiter notre sujet et de ne pas nous égarer dans le groupe si vaste des méningites, nous n'avons fait porter nos recherches que sur les cas de méningite à *méningocoque*. Pour la même raison nous avons laissé dans l'ombre les troubles nerveux à localisation sensorielle.

Après un rapide aperçu historique nous nous proposons de grouper sous deux titres les troubles nerveux consécutifs aux méningites : type mental, type médullaire.

HISTORIQUE

Les recherches historiques sur cette question ne sont pas d'un grand profit tant les études ont été rares jusqu'à ce jour. Avant la découverte du méningocoque, il est assez difficile de faire la part de ce qui revient à la méningite réellement épidémique au milieu d'une infinité de cas de méningites à microbes divers ou même de simple méningisme.

Deux périodes peuvent être distinguées : autrefois, des épidémies très fréquentes, sans signature bactériologique ; la notion certaine d'épidémicité peut alors seule nous autoriser à réunir certaines observations, à en laisser d'autres dans l'oubli ; aujourd'hui, la présence décelable du méningocoque et des épidémies beaucoup moins fréquentes. Dans ces deux périodes, d'ailleurs, les malades ont été trop rarement suivis.

Lamothe et Lespès (1), « qui décrivirent l'épidémie

(1) En lisant un travail manuscrit que nous communique M. le médecin aide-major Ferron, petit-neveu du Dr Lespès, nous apprenons que les Drs *Lamothe* (de Dax) — et non Lamothe — et Lespès n'ont pas collaboré. En réalité dans le numéro de mars 1838 du *Journal de médecine pratique ou Recueil des travaux de la Société royale de méde-*

de Dax en 1837-1838, relatent qu'au début de la maladie certains malades perdent la vue, l'ouïe, la connaissance ; certains sont foudroyés et meurent en quelques heures ; d'autres se traînent longtemps, recouvrant certaines facultés tandis que d'autres ne se rétablissent pas. Parmi ces dernières il faut citer surtout l'usage de tel ou tel sens et la nutrition qui s'exerce mal ou pas du tout. Dans ces cas les malades succombent après un ou plusieurs mois du marasme le plus complet » (1).

La méningite cérébro-spinale a toujours eu à Bayonne un foyer épidémique ; de là elle s'est étendue de proche en proche, irradiant vers les garnisons françaises du Nord, du Midi et de l'Est (1837 à 1851).

Pendant ce long règne de la méningite cérébro-spinale, c'est surtout à l'armée que la maladie a pu être étudiée : En 1839, Guersant signale l'hydrocéphalie post-méningitique, Streinbrenner la surdité persistante, Schilizzi les troubles oculaires. Mais il faut réellement arriver au travail de Tourdes (1842) pour trouver des observations précises ; la thèse de Chadournes (1844) continue la question. Enfin, en 1845,

cine de Bordeaux paraissait une lettre en date du 15 mars due à la plume du Dr Lespès et constituant la première étude sur la maladie, étude des plus nettes et des plus complètes.

En avril, le même journal donnait communication de deux observations de méningite cérébro-spinale dues au Dr Lamathe. Enfin, le 11 juillet 1838, la *Gazette médicale de Paris* publiait une analyse de ces deux travaux, mais en estropiant le nom de Lamathe et en parlant d'une collaboration irréelle ; cette erreur s'est transmise jusqu'à nos jours.

(1) Antony, *Société méd. des hôpit. de Paris*, 29 novembre, 1902.

Casimir Broussais et, en 1852, Boudin signalent la persistance possible des séquelles nerveuses.

« L. Laveran père, qui a publié la relation de l'épidémie de méningite cérébro-spinale observée à Metz de 1847 à 1849, spécifie nettement que les accidents consécutifs à l'inflammation et à la suppuration des méninges entravent la guérison et augmentent très notablement la durée de la maladie. Les paralysies, les troubles des facultés psychiques se dissipent lentement. La nutrition ne se rétablit qu'avec peine et il n'est pas rare de voir des malades qui ont échappé aux accidents aigus succomber à une période très avancée de la maladie dans un état d'idiotisme et de marasme.

« Les observations des médecins allemands, qui eurent l'occasion d'assister à l'évolution de l'épidémie de méningite qui sévit en Allemagne de 1862 à 1865, corroborent les assertions des auteurs français (1). »

Depuis cette époque, plus aucun travail à signaler jusqu'en 1898. C'est alors qu'à la *Société médicale des hôpitaux de Paris*, M. Netter pose la question de la curabilité de la méningite aiguë ; des observations sont rapportées (MM. Netter, Dalché, Rendu et Parmentier) ; la question est alors mise à l'ordre du jour.

M. Chauffard (le 22 mars 1901) reprend le problème et demande « ce que deviendront plus tard ces méningitiques guéris, quelles traces de son pas-

(1) Antony, *loc. cit.*

sage, souvent si dramatique, laissera cette infection, inflammatoire toujours, pyogène souvent et qui évolue dans le si proche voisinage des centres et conducteurs cérébro-spinaux ».

On pourrait même ajouter : qui touche ces centres, comme l'a prouvé M. le professeur Pierret.

De nouveaux cas sont rapportés (MM. Joffroy, Netter, Brissaud, Rendu, etc.) ; à la Société médicale des hôpitaux de Paris la question est vivement discutée : « Je croirais volontiers, dit M. Joffroy, qu'à une guérison en apparence complète ne correspond pas toujours une restauration anatomique complète, que parfois les lésions de la méningite aiguë ne disparaissent pas complètement et laissent des organes plus ou moins altérés et plus aptes à subir l'influence nocive des divers agents pathogènes. » M. Netter émet la même opinion : « Chez beaucoup de sujets, dit-il, la guérison est restée complète et définitive, chez d'autres, au contraire, la méningite a été suivie de troubles persistants de la vue, de l'ouïe, de paralysies, d'atrophies, de contractures, de troubles de l'intelligence. »

M. Antony recommande « d'être très réservé quand il y a lieu d'établir le pronostic, soit immédiat, soit éloigné de la méningite cérébro-spinale ».

Il nous faut citer aussi les thèses de Bernard (1903), de Renaud, de Courtellemont (1905), de Thomas (1905).

A l'étranger on ne peut pas passer sous silence les recherches de Leyden qui, en 1874, signale l'existence des paralysies flasques post-méningitiques ; Seifert relate un cas de quadriplégie spasmodique ; enfin Schultze publie, en 1898, une observation détaillée de séquelle nerveuse.

Il est seulement regrettable que la plupart de ces auteurs aient trop rarement séparé les cas de méningite cérébro-spinale épidémique ; trop rares aussi ont été les ponctions lombaires et les examens bactériologiques de liquide céphalo-rachidien.

Disons pour terminer que les récentes épidémies (Prusse, Autriche, Russie, Paris), n'ont pas fait avancer sensiblement la question, tout au plus a-t-on relaté quelques cas de surdité ou d'accidents oculaires ; en général on a, comme par le passé, négligé de revoir les malades sortis de l'hôpital.

I. — TYPE MENTAL

Il est assez rationnel *a priori* de supposer qu'une maladie, qui attaque à la fois les méninges et l'axe cérébro-spinal, pourra laisser après elle des troubles fonctionnels persistants des centres supérieurs ; le cerveau touché par l'infection doit conserver, dans l'intimité de ses cellules, des désordres durables. Cette idée a été maintes fois émise ou répétée et les classiques mentionnent la possibilité pour les méningites d'entraîner la démence chez les adultes, l'aliénation mentale chez les jeunes.

Pour ce qui a trait à la méningite cérébro-spinale épidémique, on est plus mal renseigné et les quelques cas que nous connaissons jusqu'à présent ne nous paraissent pas des plus probants, la preuve du diagnostic ayant été rarement complétée par la recherche du méningocoque.

Une division s'impose pour l'étude des troubles mentaux observés :

a) Troubles passagers, ne survivant pas à la période aiguë de la maladie.

b) Troubles plus ou moins tardifs, suites éloignées de l'infection.

a) *Troubles passagers.* — Le travail si consciencieux de Tourdes est peut-être le seul qui puisse être cité. Lors de l'épidémie de Strasbourg, en 1842, cet auteur eut l'occasion d'étudier quelques cas de troubles mentaux ; malheureusement le diagnostic manque un peu de précision scientifique, il semble assurément bien s'agir de méningite cérébro-spinale épidémique, mais ici, de même que pour tous les cas anciens, l'absence fatale de ponction n'autorise pas une certitude absolue. Quoi qu'il en soit, Tourdes rapporte plusieurs observations de troubles passagers et déjà à cette époque il écrit : « La plupart des malades, une fois guéris, avaient entièrement perdu le souvenir des premiers jours de leur affection. Cette absence complète de mémoire s'est rencontrée chez des hommes dont l'état au début était loin de faire soupçonner une lésion aussi grave de l'intelligence. »

Cet auteur a signalé en outre des cas de délire ayant persisté quelque temps après la guérison de la méningite, délire systématisé qui ne tarda pas à disparaître radicalement.

b) *Troubles persistants.* — Ce sont ceux-là seuls qui doivent retenir notre attention et nous croyons que notre observation I en est un exemple probant. Nous lisons dans Gilbert Ballet : « La méningite cérébrale aiguë peut laisser après sa guérison des altérations et des déficits sensoriels, aphasiques et psychiques permanents et graves. Les suites psychopathiques des méningites sont proportionnelles dans leur intensité au jeune âge des sujets. Chez les tout jeunes enfants elles sont représentées par les différentes variétés de l'idiotie. »

En Norvège, Looft, qui a basé ses recherches sur l'observation de cinq cent trente-neuf idiots ou imbéciles, a vu qu'on pouvait admettre que 3,7 p. 100 d'entre eux devaient leur déchéance intellectuelle à la méningite cérébro-spinale. Le pourcentage pour la méningite à méningocoque est certainement plus faible; nous devons même dire qu'une statistique que M. Rousset voulut bien faire au mois de juin 1905, ne nous permit pas, chez les pensionnaires de l'asile de Bron, de rencontrer un seul cas d'ancienne méningite épidémique.

« Nous voyons souvent à la consultation de l'Antiquaille, nous dit M. Lannois, des nerveux déclarant une méningite ancienne, mais quelle est la nature de cette méningite? Nous manquons évidemment de renseignements précis. »

L. Laveran signalait, en 1847, les troubles des fonctions psychiques; avant lui, Lamathe et Lespès avaient déjà constaté qu'assez souvent ces malades finissaient dans le marasme.

Camiade, dont les observations ont été fréquemment reproduites, signale dans un cas (obs. V) l'embarras de la parole, un de ses malades (n° 28) pendant son congé de convalescence se noie volontairement, un autre tombe dans le gâtisme et meurt (obs. VII).

Toutes ces observations manquent de précision; le diagnostic n'est pas certain; et puis ce sont des troubles ayant généralement débuté pendant la méningite et ayant persisté quelque temps après ; ce ne sont pas, à proprement parler, des suites nerveuses éloignées.

Dans une observation de M. Joffroy, le malade, qui avait eu à l'âge de huit ou neuf ans une méningite cérébro-spinale (pas de ponction lombaire), vit, à trente-six ans, sa vue s'affaiblir progressivement, au point qu'il était complètement amaurotique à trente-huit ans; l'intelligence était touchée aussi et à trente-neuf ans il mourait en état de démence et en proie à une vive agitation avec hallucinations multiples et délire. Il convient, par exemple, de faire remarquer, — fait capital, — que d'autre part, le malade était alcoolique. L'autopsie ayant montré une méningite chronique de tout l'axe cérébro-médullaire, M. Joffroy se demandait « si dans ce cas la méningite cérébro-spinale n'avait pas laissé après elle quelques altérations des méninges créant une prédisposition telle que, sous l'influence de l'alcoolisme et peut-être aussi d'autres causes, la méningite chronique s'était développée plus facilement en déterminant des symptômes oculaires, des troubles psychiques et un ensemble de phénomènes aboutissant à la mort ».

MM. Moizard et H. Grenet ont présenté le cas d'un enfant de six ans et demi : au moment où il quitte l'hôpital semblant guéri, « son caractère est extrêmement bizarre ; il s'impatiente et crie à tout propos et se met successivement à pleurer et à rire aux éclats sous l'influence de la plus légère excitation ». Revu deux mois après, on peut constater « qu'aucun accident ne s'est produit depuis sa sortie de l'hôpital, mais ses bizarreries de caractère persistent et ne paraissent pas avoir tendance à s'améliorer ». Le méningocoque avait été recherché en vain; M. Netter admet cependant que, dans ce cas, on aurait dû le trouver; d'après cet auteur, M. Grenet n'aurait pas employé « la méthode la plus convenable ».

Ce cas peut être rapproché de celui d'Eyriès rapporté par Courtellemont : « L'enfant ne pouvait plus rien apprendre; il avait oublié une bonne partie de ce qu'il savait avant sa maladie; son vocabulaire était très réduit, son intellectualité très diminuée. »

Quoi qu'il en soit, on peut se rendre compte que, dans tous les cas que nous venons de rapporter, il n'en est pas qui mentionne la présence du méningocoque : c'est donc plutôt par respect historique que nous avons relaté ces observations. Mais s'il s'agit bien de complications nerveuses, séquelles de méningite aiguë, il est en revanche moins démontré que cette méningite aiguë soit de la méningite épidémique.

Nous sommes donc en droit, nous semble-t-il, de dire que les troubles mentaux consécutifs aux méningites cérébro-spinales épidémiques n'ont guère été étudiés et nous allons mettre en relief dans l'observation d'un de nos malades (obs. I) les quelques points qui peuvent présenter un intérêt...

Tout d'abord il faut reconnaître que nous étions en présence d'un prédisposé; ce jeune homme, dans les antécédents duquel on relève des crises de somnambulisme, une insomnie fréquente, devait, sous l'influence de l'infection, offrir un terrain peu résistant, bien préparé pour l'établissement de troubles durables. Son cerveau, déjà touché pendant l'enfance ou la vie intra-utérine, n'attendait, en quelque sorte, qu'une occasion (infection ou intoxication) pour ressusciter une série de symptômes, en procréer de nouveaux.

Son intelligence était très médiocre, son instruction rudimentaire ; il n'était pas resté longtemps à l'école, ne pouvant rien y apprendre ; il ne savait ni lire ni écrire.

Que l'intelligence ait baissé, que la mémoire soit devenue plus infidèle depuis l'atteinte de méningite, nous en avons la conviction absolue ; toutefois, pour n'être pas taxé d'exagération, nous acceptons d'admettre que ce jeune homme avait toujours eu un intellect au-dessous de la moyenne. Mais, en revanche, il est toute une sorte de troubles nerveux qu'il ne présenta que dans la convalescence de sa maladie, troubles dont on ne retrouve pas trace dans ses antécédents et qui, par conséquent, nous semblent à coup sûr produits par la présence du méningocoque au sein de l'axe cérébro-spinal.

Notre malade est, en effet, devenu un maniaque ; il est obsédé par des idées fixes. Répondant mal à d'autres questions, il est sur les sujets qui le hantent intarissable en détails. Revenu sur lui-même, laissé seul, il est en proie constamment à la même pensée, à la même obsession... ; il se croit coupable, il s'accuse, il craint l'arrivée des gendarmes et le conseil de guerre ; c'est ainsi que se sont révélés à son entourage les premiers symptômes inquiétants ; ce jeune homme, très consciencieux dans son service, loué unanimement par ses chefs, craignait toujours de mériter un blâme, s'accusait de ne pas faire tout son devoir. La date d'apparition de cette manie, la façon dont elle a évolué ne permettent pas, nous semble-t-il, de lui chercher une autre origine que celle de l'infection méningitique.

Mais en même temps qu'il s'accuse de méfaits imaginaires, il ne manque pas non plus à son tour de se déclarer victime ; on lui en veut ; d'invisibles ennemis lui tendent des pièges ; il craint de mourir ; M... est un persécuteur-persécuté.

Son émotivité en même temps prend un tour anormal ; parfois émoussée, elle est au contraire en général exaltée ; pour les motifs les plus futiles ce sont des crises de larmes ; le moindre reproche, la crainte seulement d'un blâme le jettent dans un état d'absolue dépression.

A-t-il conscience de cet état de déchéance ? Parfois il semble lucide et il s'écrie : « Je suis fou, je suis perdu », mais plus souvent il ne paraît prêter aux sensations extérieures qu'une importance insignifiante ; il pense à ses phobies et se soucie peu de ce qui l'entoure. C'est une conscience ou une inconscience qu'on peut qualifier d'intermittente.

Les impressions sensorielles semblent — certaines du moins — laisser en sa mémoire une empreinte durable et il raconte volontiers des incidents dont il a été témoin et qu'il lui est impossible d'oublier.

Pourrait-on penser ici à de l'hystérie ? Les réflexes

cornéen et pharyngien sont légèrement diminués, mais les autres sont normaux ; de plus la sensibilité est partout normale ; le champ visuel n'offre aucune modification. Il nous semble donc légitime d'admettre que, sous l'influence du méningocoque, toute une série de troubles nerveux s'est développée chez un prédisposé, chez un candidat à la démence. Et si l'on veut bien appliquer aux cas de ce genre la théorie lyonnaise enseignée par M. le professeur Pierret, on voit s'éclairer et s'expliquer la genèse et l'évolution ds ces symptômes ; on se fait une idée logique du rôle joué par l'infection en présence d'un « cérébral ».

II. — TYPE MÉDULLAIRE

1° *Hémiplégie.*

L'hémiplégie survenant au cours de la méningite cérébro-spinale épidémique ou pendant la convalescence et persistant ensuite entière ou atténuée est déjà signalée dans les observations si cliniques de Lespès (voir obs. IV) ; puis Tourdes en cite un cas certain : c'est celui d'un homme qui, au cinquante-sixième jour de sa maladie, fut atteint d'une hémiplégie ; « annoncée par de vives douleurs dans les membres et dans le rachis, elle s'est étendue aux deux extrémités gauches ; après cent neuf jours le malade est sorti complètement guéri. Dans ce cas les mouvements n'étaient pas entièrement abolis ; la sensibilité persistait et de vives douleurs se développaient parfois dans les membres paralysés ; la langue sortait droite ; le rectum et la vessie n'avaient point perdu leur contractilité ; les facultés intellectuelles n'étaient que momentanément altérées par le délire ».

Malgré l'absence d'une authenticité démontrée par la ponction lombaire, on peut admettre que cette hémiplégie se rapporte bien à une méningite épidémique.

De ce cas nous devons rapprocher celui de M. Dalché : il s'agit d'une femme de quarante-cinq ans qui, au sixième jour de l'infection méningitique, fut frappée d'un ictus suivi d'hémiplégie gauche persistante. Là encore pas de ponction lombaire, donc quelques restrictions.

Il faut arriver au mois de juin 1898 pour trouver une observation d'une authenticité garantie : M. Netter rapporte le cas d'une petite fille de sept ans atteinte d'une hémiplégie droite avec aphasie et chez laquelle on a pu rencontrer le méningocoque. Nous avons jugé bon de rapporter cette observation (obs. VI); nous ne connaissons en effet que ce cas et un autre, dû à Courtellemont, et que nous mentionnons aussi (obs. V).

Enfin nous rapportons un cas personnel d'hémiplégie survenue au cours d'une méningite et ayant été en s'atténuant, sans toutefois aboutir à la guérison (obs. II).

Si l'on jette un coup d'œil sur ces quelques cas on remarque qu'il est difficile de tirer des conclusions d'un ordre général.

Tourdes ne signale pas l'âge de son malade, celui de Lespès avait dix-huit ans; celle de M. Netter était âgée de sept ans; celui de Courtellemont de vingt-sept ans; le nôtre avait vingt et un ans. Doit-on admettre la plus grande fréquence de cette paralysie dans le jeune âge? Notre statistique est trop incomplète pour nous permettre une telle affirmation. D'ailleurs l'affection primitive elle-même frappe surtout les jeunes.

L'hémiplégie décrite par Tourdes siégeait à gauche;

de même pour le cas de Courtellemont et pour le nôtre; la fillette de M. Netter était atteinte d'hémiplégie droite avec aphasie ; le malade de Lespès avait également une hémiplégie droite.

L'atrophie musculaire est signalée par Courtellemont; chez son malade il note une différence de 2 centimètres entre la circonférence des deux cuisses; de même l'avant-bras et le bras ont 2 centimètres de moins de circonférence à gauche qu'à droite.

Chez notre malade nous trouvons une différence de 2 centimètres en faveur de la cuisse droite, de 1 centimètre en faveur du bras droit, de trois quarts de centimètre en faveur de l'avant-bras droit.

Dans ces deux observations on pourrait, il est vrai, objecter une infériorité normale du membre gauche chez les droitiers.

Comme troubles sensitifs accompagnant l'hémiplégie nous devons parler de l'hémianesthésie présentée par le malade de Courtellemont : « A gauche la sensibilité à la douleur est très peu diminuée; mais les sensibilités tactile et thermique sont très modifiées; l'anesthésie pour ces deux modes est absolue sur le membre supérieur gauche, le pied et la jambe; sur tous les autres points l'hémianesthésie se borne à une hypéresthésie avec erreurs de localisation, retard de sensation, froid perçu comme chaud. Le malade ne reconnait pas les objets placés dans la main gauche; il ne les sent même pas; le sens stéréognostique est normal à droite. »

Notre malade ne présente pas d'anesthésie ni d'hyperesthésie ; la sensibilité est un peu diminuée à gauche, mais la dissociation des sensations se fait mieux à droite qu'à gauche (voir obs. II); de plus il y a, à gauche, un retard très net dans la perception des sensations.

Enfin, Lespès également signalait des troubles sensitifs ; son observation, bien que très ancienne, est des plus complètes et des plus instructives.

Dans toutes nos observations nous pouvons noter l'absence de troubles mentaux ou intellectuels bien nets.

Que deviennent ces hémiplégies ? Guérissent-elles complètement ? Il serait indispensable de revoir les malades plusieurs années après la fin de leur méningite. Souvent il y a guérison apparente et longtemps après des troubles encore persistent. C'est ainsi qu'au moment où notre malade quittait l'hôpital on avait pu inscrire la note suivante : « L... a été atteint d'une hémiplégie gauche de nature organique qui a rétrocédé d'une façon constante et dont il ne reste plus qu'un léger degré d'hémiparésie sans troubles de la trophicité, de la sensibilité ou de la réflectivité. Dans la marche on note encore une légère claudication. Aucun trouble psychique, mémoire intacte. »

Il semblait donc que tout allât pour le mieux ; le malade, pensait-on, n'était appelé à conserver aucune trace de son hémiplégie ; or il n'en fut pas ainsi et la négligence de l'intéressé en fut peut-être la cause ; toujours est-il qu'ayant cherché à recueillir quelques renseignements sur le sort de L..., il nous fut répondu (en août 1905) que « depuis son retour au pays, ce jeune homme n'avait pas consulté de médecin, convaincu qu'il était de son incurabilité ».

La malade de M. Dalché n'était pas guérie de son hémiplégie en quittant l'hôpital. La fillette de M. Netter vit rapidement son hémiplégie et son aphasie s'améliorer. Le malade de Courtellemont mourut d'hémorragie ventriculaire.

L'histoire de l'hémiplégie consécutive à la méningite cérébro-spinale épidémique se réduit, on le voit, à fort peu de chose. En France aussi bien qu'à l'étranger, les cas en sont d'une excessive rareté et ce qui manque encore bien davantage ce sont les preuves anatomo-pathologiques

2° *Diplégie spasmodique et douloureuse des membres*

Localisée symétriquement aux membres, cette forme de paralysie peut affecter plusieurs types : quadriplégie, diplégie brachiale, paraplégie.

De quadriplégie, séquelle d'une méningite cérébro-spinale épidémique, nous ne connaissons pas d'exemple. De même pour la diplégie brachiale ; tout au plus peut-on signaler l'observation de Pellerin et Témoin : Il s'agit d'une fillette de huit ans qui garda un certain temps de la paralysie des bras avec contracture : mais le méningocoque n'a pas été décelé.

De la forme paraplégique nous pouvons citer quelques exemples : C'est d'abord un cas de Hobhouse ; un enfant de quinze ans est pris de douleurs dans les membres inférieurs, douleurs qui vont en augmentant en même temps que s'installent des troubles des sphincters et de l'atrophie musculaire ; or, six ans auparavant, cet enfant avait été atteint de méningite avec troubles de la vue à un moment où régnait une épidémie de méningite cérébro-spinale. Toutefois l'observation clinique insuffisante, le manque de ponction lombaire ne donnent à ce cas qu'une valeur toute relative.

Nous rapportons une observation personnelle. Le malade était atteint de parésie spasmodique des deux membres inférieurs, les réflexes patellaires étaient exagérés, on notait du clonus du pied, surtout marqué à gauche, la démarche était raide, le malade semblait se tenir sur des piquets.

La tonicité des masses musculaires était aux membres inférieurs notablement diminuée, les muscles mous et se contractant mal.

Les muscles fessiers étaient légèrement atrophiés et la contraction du côté gauche encore moins énergique que du côté droit.

En même temps se pouvaient noter des troubles sensitifs : erreurs de localisation, bandes d'anesthésie, etc.

La défécation et la miction étaient pénibles par suite de la résistance opposée par les sphincters.

Cette observation et celle de Hobhouse peuvent suggérer quelques remarques. Dans ces deux cas nous avons affaire à une paraplégie s'accompagnant de symptômes communs ; trois notamment : atrophie musculaire, troubles des sphincters, troubles sensitifs.

Ces symptômes peuvent d'ailleurs aller en s'atténuant, ou l'un seulement peut persister à défaut des autres.

Quant à l'évolution de cette paralysie, il est assez difficile de la préciser ; le malade de Hobhouse, après une dizaine d'années, guérit complètement, mais nous avons dit toutes les réserves que nous faisions sur ce cas de méningite. Pour ce qui concerne notre malade, il nous fut impossible de recueillir des renseignements précis sur la suite de son affection ; il nous fut simplement répondu qu'il paraissait « presque guéri », bien qu'il semblât conserver encore des manifestations parétiques. Les symptômes ont donc pu s'atténuer sans disparaître encore à tout jamais.

Tels sont les principaux symptômes permettant de reconnaître la diplégie spasmodique ; mais jusqu'à ce jour les observations de ces diplégies reconnaissant pour cause la méningite cérébro-spinale sont encore d'une extrême rareté.

Un symptôme très important de la diplégie spasmodique est la douleur, douleur qui souvent précède l'apparition des troubles parétiques ; l'observation de Hobhouse en est un bon exemple.

Nous relatons aussi une observation due à MM. Letulle et Lemierre ; à la suite de troubles spasmodiques, le malade a dû être placé dans un service de chroniques, malheureusement la description symptomatique est un peu succincte et ne nous renseigne qu'imparfaitement.

3° *Paralysies flasques.*

Nous connaissons trop peu de cas de paralysies flasques consécutives à la méningite à méningocoque pour vouloir établir une théorie ou décrire une symptomatologie précise ; nous n'avons pu dans la science relever que deux cas authentiques : l'un de Schultze, l'autre de Schmid, nous nous contenterons de souligner quelques particularités de ces observations. Le malade de Schultze était un enfant de cinq ans, celui de Schmid un jeune homme de vingt et un ans, alcoolique ; la paralysie chez ce dernier fut notée au seizième jour. Chez le premier, la paralysie des bras apparaissait dès le deuxième jour.

Les troubles paralytiques une fois installés, quelques symptômes retiennent l'attention, en particulier l'état des réflexes. Chez le malade de Schultze, les réflexes rotuliens et achilléens n'étaient conservés qu'à droite et encore étaient-ils très faibles ; à gauche ils manquaient totalement. Par contre, les réflexes plantaire et abdominal étaient normaux. Du côté des bras abolition des réflexes tendineux des deux côtés. A la suite de ponctions lombaires on vit réapparaître le réflexe rotulien du côté gauche transitoirement, puis définitivement. On ne sait ce que devint plus tard l'état des réflexes, le malade n'ayant pas été suivi.

L'observation de Schmid est moins instructive. Au début de la maladie on notait : réflexe rotulien égal des deux côtés, de force normale ; réflexes cutanés énergiques. Puis plus rien ; en doit-on conclure que les réflexes sont restés constamment normaux ? Ce cas viendrait à l'appui de l'opinion de Bullard, qui soutient que les réflexes rotuliens ne sont généralement pas entièrement supprimés.

Atrophie musculaire. — A sa sortie de l'hôpital, le jeune malade de Schultze conservait une atrophie musculaire au niveau des deux bras. Revu plusieurs mois après il conservait encore une atrophie très accentuée des deux deltoïdes, des muscles des deux bras, des muscles longs supinateurs, sous-épineux, grands dorsaux et grands pectoraux (partie inférieure).

Dans l'observation de Schmid on relève la présence d'une atrophie prononcée de la portion moyenne et postérieure du deltoïde ainsi que des muscles sous-épineux du côté gauche ; une diminution d'énergie dans la contraction des muscles grand pectoral, biceps et triceps ; au bout de quelques semaines, cette faiblesse musculaire disparait ; le malade conserve pourtant un certain degré d'atrophie du deltoïde gauche ; il persiste en effet une dépression au niveau de la portion moyenne de ce muscle et un aplatissement au niveau de son tiers postérieur.

Réactions électriques. — Chez le premier malade (cas de Schultze) nous voyons noté : L'excitabilité faradique et galvanique des muscles des bras paralysés parait diminuée, il n'y a pas de contractions paresseuses. Plus tard, à la suite des ponctions lombaires, dans les muscles des bras, surtout dans les deltoïdes, existent manifestement des contractions lentes sous l'influence de l'excitation galvanique directe; on note bientôt dans ces muscles une réaction complète de dégénérescence.

Dans l'observation de Schmid nous relevons : Au début l'examen électrique montre au niveau du point d'Erb la perte de l'excitabilité faradique et la conservation de l'excitabilité galvanique du deltoïde gauche avec contraction rapide.

L'excitabilité directe du deltoïde gauche est diminuée pour les deux courants, surtout dans le tiers moyen et postérieur. L'excitabilité faradique du sous-épineux gauche est fortement diminuée ; la contraction a un caractère brusque. Tous les autres muscles ont une excitabilité normale.

A la vingt-troisième semaine de la paralysie, l'excitabilité indirecte dans le tiers postérieur du deltoïde avec contraction rapide existe de nouveau ; de même contractions rapides par l'excitation directe. Le tiers moyen ne réagit pas et du tiers postérieur un petit faisceau du volume du doigt est seul excitable.

Troubles sensitifs. — Il n'en est pas mentionné dans l'observation de Schultze; la sensibilité à la douleur était normale. Dans le cas de Schmid, nous voyons des troubles sensitifs affectant la forme d'une bande localisée à la moitié externe de la face antérieure des avant-bras; cette bande commence en haut à un travers de doigt au-dessous du coude; en bas elle s'étend à droite jusqu'aux articulations métacarpo-phalangiennes du dos de la main, à gauche, jusqu'à quatre travers de doigt environ au-dessous de sa limite supérieure. Dans toute cette zone on peut noter que les sensibilités tactile et douloureuse sont abolies, la sensibilité thermique diminuée : la sensation de chaleur est nulle, celle de froid moins vive que normalement. On peut noter aussi à la jambe droite au-dessous de l'insertion du tendon rotulien, l'existence sur une surface grande comme la paume de la main d'une anesthésie complète aux trois modes.

Les troubles de sensibilité ne sont pas modifiables par suggestion ; le champ visuel n'est pas rétréci ; tout autre signe d'une affection fonctionnelle fait complètement défaut. Tous ces troubles vont en s'atténuant et ne tardent pas à disparaître.

Que deviennent dans la suite ces paralysies flasques ? Question difficile à résoudre : le malade de Schmid est sorti très amélioré ; la force du bras gauche était à peine diminuée ; il n'était pourtant pas guéri complètement. Celui de Schultze gardait de la paralysie avec atrophie de bon nombre de muscles. Mais ces malades qui furent suivis, le premier pendant onze mois, le second pendant six mois seulement, ont pu évoluer dans la suite, et il eût été intéressant de les revoir.

PATHOGÉNIE

La méningite aiguë est, on le sait aujourd'hui, accompagnée, souvent même précédée d'encéphalite ou de myélite ; c'est à M. le professeur Pierret que revient l'honneur de cette démonstration ; c'est lui qui, le premier, en 1898, soutint cette idée au congrès des neurologistes et aliénistes d'Angers, idée qui, reprise ensuite par d'autres, notamment par Schultze (1901), par Maurice Faure et Laignel-Lavastine (congrès de Grenoble, 1903), se trouve actuellement presque unanimement admise.

Cette notion de la participation de l'élément nerveux à la réaction inflammatoire permet de comprendre aisément le développement de troubles mentaux ou moteurs à la période aiguë de la méningite cérébro-spinale ; nous avons étudié, au point de vue anatomo-pathologique, l'affection à ce premier stade et nous avons pu reconnaître l'exactitude des conclusions de Thomas ; nous les rappelons ici :

« Ce sont les altérations de l'élément noble, de la cellule pyramidale qui sautent aux yeux les premières ; elles se montrent déjà dans les régions où la méninge et les vaisseaux paraissent encore sains. »

« Les stades de l'altération sont, sans parler de la chromatolyse, par rang d'évolution et de valeur, l'excentricité et les déformations du noyau, l'infiltration péricellulaire, l'infiltration intracellulaire et finalement la destruction de l'élément, réduit à un noyau déformé.

Les symptômes qui dérivent de ces lésions doivent être nécessairement imputés, soit à l'exagération, soit à la diminution des fonctions des neurones ; ce sont : le délire, les troubles moteurs surtout localisés, les troubles du langage, le coma dans certains cas et surtout les troubles de la sensibilité. »

Ainsi s'expliquent fort bien les troubles nerveux de la période aiguë de la méningite cérébro-spinale épidémique ; mais il y en a d'autres qui jusqu'à présent ont été peu étudiés : nous voulons parler des troubles éloignés et il nous semble qu'ils ne peuvent être expliqués que grâce à la théorie enseignée par M. le professeur Pierret.

Les lésions d'encéphalite, de bulbite ou de myélite aiguë laissent après elles des cicatrices. Ces cicatrices, variables naturellement suivant l'intensité de la lésion qui les a causées, constituent des tares au point de vue cérébral ou médullaire et les individus qui en sont porteurs font partie du groupe appelé par Lasègue les *cérébraux*.

Pendant un temps plus ou moins long, ces cicatrices pourront passer inaperçues et ne se manifester par aucun symptôme ; mais qu'un choc, une infection (la syphilis notamment), une intoxication vienne frapper de nouveau le « cérébral », et on verra, au niveau des anciennes cicatrices, se développer une inflammation nouvelle entraînant suivant le siège des troubles mentaux, moteurs ou sensitifs. Cette théorie *du rappel*, qui éclaire d'une manière si satisfaisante la pathogénie de l'épilepsie ou de la paralysie générale, trouve donc ici encore son application. Nous n'avons pas l'intention de l'exposer en détail ; nous voulons simplement indiquer qu'elle peut servir encore dans le cas présent à expliquer des troubles nerveux dont la pathogénie était jusqu'à ce jour fort obscure.

OBSERVATIONS

OBSERVATION I (personnelle)

Due à l'obligeance de M. le médecin-major Chavigny.

M... Jean, jeune soldat de vingt-deux ans, sans antécédents héréditaires névropathiques. Dès son enfance il a toujours été sujet à l'insomnie ; il lui arrivait fréquemment à la suite d'un rêve de s'éveiller en poussant des cris. Crises de somnambulisme ; il se levait de son lit et se promenait dans la chambre ; il ne conserve d'ailleurs de ces crises aucun souvenir personnel.

Le 4 février 1903 (trois mois après son incorporation) le malade entre à l'hôpital militaire Desgenettes pour des troubles vagues du système nerveux : céphalée, prostration, photophobie, température voisine de 40°. Les jours suivants apparition de douleurs lombaires avec raideur de la nuque, décubitus en chien de fusil, diplopie, etc.

Le diagnostic de méningite cérébro-spinale est confirmé par la ponction lombaire qui permet de déceler la présence du méningocoque.

La température oscille et l'affection suit son cours classique jusqu'au 19 mai, date à laquelle le malade quitte l'hôpital ; congé de convalescence de trois mois suivi de prolongation.

A sa rentrée au corps (19 octobre 1903), M... est mis en

observation à l'infirmerie jusqu'au 5 novembre ; il ne présente à ce moment aucun trouble cérébral et reprend son service dont il s'acquitte très consciencieusement.

Cependant, dans les derniers jours de décembre, sa tristesse, son exaltation, accompagnées de fréquentes crises de larmes, attirèrent l'attention ; interrogé à plusieurs reprises, M... s'accusait de méfaits imaginaires et toutes ses réponses entrecoupées de sanglots et obtenues avec peine dénotaient un état mental inquiétant. Pour cette raison, il entre le 2 janvier 1904 à l'infirmerie et le 6 janvier à l'hôpital Desgenettes.

Examen (6 janvier 1904) : Le malade se présente ordinairement dans une attitude pensive et triste, les bras pendants ; la tête légèrement inclinée, les yeux fixes, les commissures labiales abaissées donnent au visage un air à la fois hébété et désolé. Léger degré d'asymétrie faciale. Tourbillon dévié à droite et mal dessiné. Atrophie du lobule de l'oreille dont l'implantation toutefois est à peu près normale.

Musculature suffisante. Pas de déformation.

Système nerveux : pas de céphalée, mais une insomnie habituelle, des rêves, des cauchemars très fréquents.

Troubles psychiques. — Pas de perversion du sens moral ; le malade semble avoir beaucoup d'affection pour ses parents ; ses chefs ont toujours déclaré qu'il faisait tout son possible ; il semble même être obsédé par la crainte de n'être pas assez consciencieux et de mériter quelque reproche.

L'émotivité, émoussée par moments, est en général plutôt exaltée : la moindre contrariété, la moindre émotion produit une réaction exagérée avec crises de larmes ; en particulier les idées qui se rapportent à ses obsessions : si on lui fait un reproche ou qu'il croit en mériter.

La mémoire est très infidèle : interrogé sur son âge, ses antécédents, il prétend fréquemment qu'il ne se rappelle pas ; parfois, après un moment de réflexion il peut répondre à la question posée. Il convient d'ailleurs de noter que sa mémoire n'a jamais été sûre ; le malade n'a pas fréquenté longtemps l'école ; il ne sait ni lire ni écrire, tout au plus signe-t-il son nom.

L'intelligence est rudimentaire; le malade ne comprend que les questions très simples. Les pensées chez lui se réduisent à quelques idée fixes auxquelles il revient sans cesse; ces idées revêtent pour la plupart le caractère de phobies : M... s'accuse de méfaits imaginaires dont il ne peut toujours préciser la nature et il craint d'en commettre de nouveaux. D'autres fois il relate des méfaits commis par d'autres personnes et en exagère colossalement l'importance. Le moindre détail est grossi démesurément et tourne à l'obsession : la constatation d'une sueur nocturne lui fait craindre de mourir — le fait d'être à l'hôpital sans travailler lui fait appréhender le conseil de guerre.

Certains souvenirs visuels (histoire d'un cheval crevé dont il parle fréquemment) semblent l'obséder; mais il ne signale pas d'hallucinations.

Le malade semble tantôt inconscient, tantôt conscient de son état : « Pourquoi suis-je ici ? Je n'ai rien », dit-il quelquefois ; et à d'autres moments : « Je suis fou, je suis perdu. »

En général il semble peu se soucier de ce qui l'entoure et de tout ce qui n'a pas trait à ses idées fixes.

Sensibilité. — Les trois sensibilités (au toucher, à la douleur, à la chaleur) sont normales.

Motricité conservée ; pas de tremblement, pas de contracture. Le malade exécute bien tous les mouvements. On peut noter une légère parésie faciale du côté gauche ; la commissure des lèvres est légèrement déviée à droite ; si l'on invite le malade à tirer la langue, on ne remarque pas de déviation ; mais quand il siffle, les lèvres sont franchement déviées à droite.

La force musculaire est bien conservée ; pas d'atrophie.

Tous les réflexes sont normaux ; seuls, les réflexes cornéen et pharyngien sont légèrement diminués.

Organes des sens. — Dilatation pupillaire ; la pupille ne réagit ni à la lumière ni à l'accommodation.

Acuité visuelle normale. Ni strabisme ni diplopie. Pas de nystagmus. Pas de troubles fonctionnels. L'examen du fond de l'œil ne décèle rien d'anormal.

Les autres sens sont normaux.

Rien à signaler aux autres appareils. Le malade digère bien, n'est pas constipé.

Il quitte l'hôpital le 16 févier 1904 (réforme).

Une enquête tentée sur le sort ultérieur de notre malade a été des plus décevantes : il nous fut répondu simplement que M... était retourné dans sa famille et se trouvait à présent « à peu près rétabli ». Mais l'impossibilité d'obtenir un examen médical nous oblige ici aux plus grandes réserves.

OBSERVATION II (personnelle)

Due à l'obligeance de M. le médecin-major CHAVIGNY.

L.... Jean-Baptiste, vingt-deux ans.

Sans antécédents héréditaires ou personnels. Entre le 6 décembre 1902, pour phénomènes méningitiques : vomissements, délire, constipation, opisthotonos, raideur de la nuque, photophobie, etc. Par ponction lombaire, on retire un liquide clair, filant, dans lequel on constate la présence du méningocoque.

Marche classique de la méningite cérébro-spinale (traitement par les bains chauds), jusqu'au 15 avril 1903, date à laquelle le malade quitte l'hôpital (congé de convalescence de trois mois, prolongations successives de deux, trois et deux mois).

Le 3 janvier 1904, il rejoint son corps et deux jours après il entre à l'infirmerie-hôpital de l'Ubaye ; on note alors une parésie spasmodique des deux membres inférieurs avec exagération des réflexes patellaires, clonus du pied surtout marqué à gauche, démarche raide et pénible, comme si le malade marchait sur des piquets, steppage peu accusé. Il y a de plus une anesthésie généralisée aux deux membres inférieurs et s'étendant jusqu'au niveau de l'ombilic. Les deux pieds seuls ont gardé la sensibilité au contact et à la douleur. Les réflexes cutanés hypogastrique et abdominal sont abolis.

Le 28 février 1904, le malade est évacué sur l'hôpital Desgenettes.

Examen (1er mars) : Bonne musculature.

Système nerveux. Motilité. — Le malade se plaint de faiblesse des membres inférieurs ; en effet lorsqu'on lui demande de fléchir la jambe sur la cuisse et la cuisse sur le bassin, il ne peut exécuter le mouvement qu'avec difficulté et lenteur, le talon quittant le dernier le plan du lit. La flexion de la jambe gauche est plus facile que celle de la jambe droite ; si l'on commande au malade de lever à la fois les deux membres inférieurs, il ne peut le faire qu'au prix d'efforts considérables.

La moindre résistance empêche ces mouvements. Le malade marche lentement, traînant les jambes qui sont légèrement fléchies sur les cuisses, les genoux battant l'un contre l'autre et les pieds anormalement écartés ; la jambe est projetée en avant et retombe lourdement sur le sol. Si l'on fait tenir le malade sur une jambe seulement, le membre inférieur qui supporte tout le poids du corps s'affaisse et se met en flexion. Cette faiblesse musculaire est sensiblement plus nette à gauche qu'à droite.

L'atrophie musculaire du pied, de la jambe et de la cuisse est cependant peu considérable ; toutefois la tonicité des masses musculaires est notablement diminuée ; les muscles sont mous et se contractent mal.

Pas de contractures, de crampes, de tremblement ni de convulsions.

Les muscles fessiers sont légèrement atrophiés et la contraction du côté gauche est moins énergique que du côté droit.

Du côté des membres supérieurs, pas d'atrophie ni d'affaiblissement.

Pas de parésie faciale.

Sensibilité. — Sensibilité tactile conservée sauf au niveau de la fosse iliaque interne gauche où cette sensibilité est abolie ; il en est de même au niveau de la partie supérieure et antérieure de la cuisse gauche ; partout ailleurs elle est normale.

Le malade distingue bien en fermant les yeux un corps rugueux d'un corps lisse ; la perception sensitive est très légèrement retardée ; le contact n'est en effet pas perçu aussitôt, surtout au niveau des jambes droite et gauche.

La sensibilité thermique est troublée et la distinction entre le froid et le chaud ne se fait pas sur tout le segment inférieur du corps.

Sensibilité à la douleur : au niveau de l'abdomen une zone d'anesthésie répond à toute la surface cutanée, s'étendant au-dessous d'une ligne transversale passant par l'ombilic ; cette anesthésie paraît plus profonde dans la portion gauche que dans la portion droite.

Analgésie aux jambes et aux cuisses, paraissant plus accentuée à la face antérieure qu'à la face postérieure.

Pas de troubles du côté des organes des sens.

Réflexes cutanés. — Le réflexe plantaire est facile à éveiller, le réflexe crémastérien est plus lent ; le réflexe abdominal est aboli ; le réflexe épigastrique est paresseux, le réflexe scapulaire normal.

Réflexes tendineux. — Réflexe rotulien exagéré des deux côtés. Réflexe achilléen plus accentué à gauche.

Ébauche de trépidation épileptoïde à gauche ; danse de la rotule.

Réflexes de l'avant-bras et réflexe massetérin normaux. De même pour les réflexes pupillaire, conjonctival et pharyngien.

Troubles trophiques. — Atrophie des muscles des membres pelviens. D'une façon générale, masses musculaires en état d'hypotonicité.

Troubles sphinctériens. — Sphincter anal : la défécation n'est obtenue qu'au prix de violents efforts.

Sphincter vésical : le malade ne peut uriner que, suivant son expression, lorsqu'il en a grand besoin ; et ce n'est qu'après de laborieuses tentatives que la miction peut s'effectuer, lentement d'ailleurs, et d'un jet faible et peu abondant ; les dernières gouttes ne sont chassées que très péniblement. Il arrive même que le malade n'ayant pu uriner spontanément est obligé d'être sondé ; l'urine ne s'écoule que si l'on exerce une pression sur la paroi abdominale.

Psychisme. — La méningite ne paraît pas avoir influé sur les facultés intellectuelles du malade. Aucune perturbation dans les sentiments affectifs ; pas trace de nervosisme. La mémoire est suffisante, le raisonnement sensé.

Rien aux autres appareils.

Le 25 juin 1904, le malade quitte l'hôpital.

OBSERVATION III (personnelle)

Due à l'obligeance de M. le médecin-major Georges.

M.., Louis Émile, vingt-deux ans, sans antécédents.

Est tombé malade le 13décembre 1903. Entre à l'hôpital Desgenettes où l'on porte le diagnostic de méningite cérébro-spinale (décubitus en chien de fusil, raideur de la nuque, céphalalgie, signe de Kernig, fièvre, prostration, etc.) ; une ponction lombaire donne issue à un liquide céphalo-rachidien à polynucléaires avec présence de méningocoque. Traitement par les bains chauds. Évolution normale de la maladie.

En février le malade entre en convalescence,

Au mois de mars il commence à se plaindre de douleurs

dans le membre inférieur gauche, douleur accompagnée de gêne fonctionnelle, il se déclare beaucoup plus faible de tout le côté gauche du corps.

A gauche mouvements spontanés d'abduction et d'adduction du membre inférieur impossibles ; le malade peut encore mais avec difficulté lever la jambe gauche au-dessus du plan du lit ; ce mouvement est beaucoup moins aisé et moins étendu que du côté droit.

Les mouvements provoqués sont douloureux, surtout si l'on cherche à vaincre la résistance qui s'oppose à la flexion complète de la cuisse sur le bassin ; de même la flexion de la jambe est douloureuse.

L'extension n'est pas douloureuse.

Sensibilité. — Bien que légèrement diminuée par rapport au côté droit elle est conservée sur toute l'étendue du membre : le malade localise bien ses sensations, il est sensible au contact, à la piqûre, au froid et à la chaleur.

Le sens musculaire est intact, le malade localise bien ses membres dans l'espace.

La dissociation des sensations se fait mieux à droite qu'à gauche.

Les sensations doubles sont perçues :

A droite, à la face antérieure de la cuisse avec un écart de pointe de 2cm,4
A gauche, à la face antérieure de la cuisse . . . 3cm,4
A droite à la face externe de la cuisse 1cm,2
A gauche — — 3cm,4
A droite, à la face antéro-latérale de la jambe . . 1cm,2
A gauche — — — . . 1cm,2

De plus on note à gauche un retard très net dans la perception des sensations.

Réflexes : Les R. rotulien et plantaire sont abolis à gauche.

Atrophie musculaire. — Mensurations :

A $0^m,13$ de la pointe de la rotule jambe gauche .	31 cm
A $0^m,13$ de la pointe de la rotule jambe droite. .	31 cm
A $0^m,15$ de la pointe de la rotule cuisse gauche .	41 cm
A $0^m,15$ de la pointe de la rotule cuisse droite .	43 cm

Cette différence à l'avantage de la cuisse droite peut ne paraître pas pathologique; toutefois, de ce côté les masses musculaires sont plus flasques et la résistance aux mouvements spontanés beaucoup plus aisée.

Dans la marche le malade accuse une douleur s'étendant le long de la face postérieure de la cuisse en suivant à peu près le trajet du grand sciatique ; le malade soulève difficilement la jambe gauche ; pour y arriver il est obligé de se pencher du côté opposé ; la jambe est portée en avant en extension complète sans participation de mouvements articulaires au niveau du genou et du cou-de-pied.

Du côté des membres supérieurs pas de douleur ni de gêne ; le malade se plaint simplement de faiblesse à gauche.

Mouvements actifs et passifs des bras normaux ; cependant si on résiste au malade en lui ordonnant de fléchir le bras on se rend compte qu'il faut moins de force pour maintenir le bras gauche.

L'extension est plus énergique à gauche qu'à droite : l'épreuve au dynamomètre donne pour le bras droit un développement de force correspondant à 45 kilog. tandis que le bras gauche ne donne que 25. Bien qu'il faille tenir compte de ce fait que ce malade est droitier, ces résultats indiquent une diminution de la force musculaire du bras gauche.

Mensuration. -- Bras droit. A $0^m,15$ de l'épicondyle $0^m,27$
— gauche — — $0^m,26$
Avant-bras droit. A $0^m,16$ de l'apophyse styloïde radiale $0^m,23$
— gauche — — $0^m,22$

Au niveau du bras gauche on obtient facilement par pincement la contraction idio-musculaire (phénomène de la corde) indiquant un mauvais état de nutrition musculaire.

Sensibilité diminuée sur toute la surface du bras ; retard de perception évident.

Psychisme : Facultés intellectuelles conservées ; parole lente, mais non hésitante, le malade répond bien aux questions qu'on lui pose, mais après un certain temps de réflexion.

Sa mémoire est parfaite, il lit et écrit aisément Pas de rêves ni de cauchemars. Pas de somnambulisme. Pas de vertiges.

Il convient de signaler qu'au quatrième jour de sa méningite le malade avait présenté une irido-choroïdite avec hypopion ; au moment où il quitte l'hôpital la perte de la vision est complète à gauche (pannus de la cornée et rétraction notable du globe oculaire).

En somme, le malade a été atteint (cet accident oculaire mis à part) d'une hémiplégie gauche (membres supérieur et inférieur, face intacte) de nature organique qui a rétrocédé d'une façon constante et dont il ne conserve plus à sa sortie qu'un léger degré d'hémiparésie sans troubles de la trophicité, de la sensibilité ou de la réflectivité. Dans la marche on note encore une légère claudication. Aucun trouble psychique.

Nous devons à l'obligeance du Dr Trille (de Mazamet) quelques renseignements sur l'évolution ultime de ce cas de méningite cérébro-spinale épidémique. Sans conserver de reliquat de paralysie, M... consulta à plusieurs reprises pour des accès de céphalalgie intense revenant par crises. Au mois de mars 1905, la céphalalgie devint continue et d'une intensité inaccoutumée ; aucun traitement ne put la soulager et bientôt apparaissaient des vomissements ; en l'espace de quatre ou cinq mois le malade finissait dans le coma avec phénomènes paralytiques des membres inférieurs.

OBSERVATION IV

Extraite de l'ouvrage manuscrit du Dr Ferron, médecin aide-major : *La méningite cérébro-spinale épidémique en Gascogne (1836-1839). Sa première description par le Dr Louis Lespés, médecin des épidémies de Saint-Sever (Landes).*

D..., dix-huit ans, est pris dans la nuit du 21 avril 1837 d'une violente céphalalgie avec douleurs dans les membres inférieurs.

Le 23, on note, outre la persistance de ces douleurs, une raideur douloureuse des muscles du cou ; opisthotonos ; vive douleur occipitale. Pouls à 90. Constipation. Le Dr Lespés porte le diagnostic d'*affection cérébro-spinale épidémique*.

Traitement : saignées, sangsues, lavements laxatifs.

Bientôt apparaît une douleur partant de l'occiput et s'étendant tout le long de la colonne vertébrale. Puis amélioration progressive.

Le 12 septembre « on s'aperçut que le malade avait la main droite plus faible que d'habitude ; il ne se soutenait pas aussi facilement non plus que les jours précédents, la jambe droite partageant comme le bras cette même faiblesse. Il sentait dans ces deux membres des *fourmillements* et des *picotements*. Le soir, il accuse de la céphalalgie.

Le lendemain, la fièvre devient forte, la céphalalgie allait toujours croissant ; le malade éprouve des *mouvements convulsifs* dans tout le côté droit du corps et dans la nuit le bras droit se paralyse.

13 septembre. — A la paralysie des mouvements se joignit la perte de la sensibilité. Le membre inférieur du même côté ne se meut que difficilement. La sensibilité y est parfaitement conservée.

14 septembre. — Le malade est paralysé de tout le côté droit du corps ; la face du même côté est paralysée ; la commissure des lèvres est tirée à gauche Le malade a perdu

l'usage de la parole. Lorsqu'on lui dit de tirer la langue il ne peut. Cependant en examinant cet organe on voit facilement qu'il est tiré du côté gauche. Le malade a toute sa connaissance.

La pupille du côté droit n'est pas dilatée et elle se contracte également si l'on approche une bougie allumée.

La sensibilité est perdue dans tout le côté droit du corps. Depuis ce moment le malade est toujours dans le même état, il ne peut d[illegible] que ces mots : Ah, mon Dieu !

15 octobre. — Le malade a le membre inférieur sensible, et le fait mouvoir un peu ; la paralysie de la face n'est pas aussi forte. La commissure des lèvres n'est point aussi tirée à gauche. Le malade mange assez bien, cependant il ne reprend pas ses chairs. Les évacuations se font difficilement. Ainsi les urines ne sont pas rendues avec facilité non plus que les matières fécales. Il y a des excoriations sur les grands trochanters. Il est à craindre que le marasme ne vienne mettre fin à cette scène. »

OBSERVATION V (résumée)

V. Courtellemont. — *Contribution à l'étude des accidents nerveux consécutifs aux méningites aiguës simples*, p. 55.

Hémiplégie gauche avec hémianesthésie. — Inégalité pupillaire. — Mort par hémorragie ventriculaire.

B... Fernand, vingt-sept ans, électricien, entre le 13 novembre 1903 salle Pruss pour une hémiplégie gauche apparue en octobre dernier au cours d'une méningite.

Antécédents héréditaires : Grand-père maternel mort à trente-huit ans d'une attaque d'apoplexie. Père mort à soixante-six ans dans un asile d'aliénés. Mère nerveuse morte à cinquante-six ans d'une affection pulmonaire ; trois frères dont un eut du rhumatisme articulaire et de la congestion cérébrale suivie d'hémiplégie.

Antécédents personnels : plusieurs attaques de rhumatisme articulaire aigu. A vingt-cinq ans, en 1901, soigné pour une affection pulmonaire subaiguë diagnostiquée tuberculose pulmonaire.

Pas de syphilis ; éthylisme certain.

Histoire de la maladie : début dans la première quinzaine de septembre 1903 par de la lassitude, de la prostration, etc. Le malade est apporté le 16 septembre à l'hôpital Bon-Secours ; on constate une hémiplégie flasque de tout le côté gauche, céphalalgie intense, strabisme, inégalité pupillaire, raideur de la nuque.

Incontinence d'urine et de matières.

Traitement mercuriel sans résultats.

Conservant son hémiplégie le malade sortit de Bon-Secours puis vint consulter à la Salpêtrière où il fut admis.

État à son entrée à la Salpêtrière (13 novembre) : hémiplégie gauche ; malade incliné sur le côté gauche, le membre inférieur gauche demi-fléchi et renversé en dehors, l'avant-bras gauche demi-fléchi sur le bras et la main gauche renversée en dehors. Le malade ne peut sortir seul de son lit ni rester debout par suite de la contracture du genou en flexion. Le pied gauche est tombant et un peu renversé en dedans ; tout mouvement spontané du pied est impossible. Le genou renversé en dehors est à demi fléchi, l'extension complète est possible spontanément mais se fait avec peu de force ; la flexion ne peut pas dépasser l'angle droit. La cuisse est habituellement en flexion légère sur le bassin et en adduction complète, tous les mouvements volontaires au niveau de la hanche sont possible mais ne s'opèrent qu'avec peu de force.

Les mouvements passifs du membre inférieur sont tous possibles, sauf la flexion complète du pied ; on éprouve, en cherchant à les déterminer, une résistance qui traduit la contracture des muscles. Le bras ne présente pas de tremblement. La paume regarde franchement en dehors, les doigts sont légèrement fléchis. Le poignet est fortement fléchi ;

l'avant-bras est en flexion et en pronation; le bras, légèrement écarté du tronc est un peu en rotation en dedans.

Au niveau du membre supérieur aucun mouvement volontaire n'est possible sauf un léger degré d'abduction du bras. Tous les mouvements passifs peuvent au contraire être déterminés ; ils se font malgré une résistance manifeste liée à la contracture; cette résistance est surtout marquée au coude et au poignet.

Paralysie faciale supérieure gauche avec contracture. Si l'on commande au malade de tirer la langue, on constate qu'elle est très fortement déviée à gauche. Aucun trouble moteur du côté droit.

Du côté hémiplégié, atrophie musculaire dans le domaine des membres paralysés ; les mollets et les cuisses ont manifestement maigri (2 centimètres de différence entre la circonférence des deux cuisses). A la main, les doigts sont froids et pâles; la peau des doigts et de la main est molle, flasque, couverte de sueur; les éminences thénar et hypothénar ont fondu; l'avant-bras et le bras ont 2 centimètres de moins de circonférence que les segments homologues du côté droit.

Réflexes tendineux exagérés à gauche; clonus du pied, réflexe de Babinsky en extension. A droite, réflexes normaux.

Du côté gauche également existe de l'hémianesthésie ; la sensibilité à la douleur est très peu diminuée; mais les sensibilités tactile et thermique sont très modifiées ; l'anesthésie pour ces deux modes est absolue sur le membre supérieur gauche, le pied et la jambe (l'anesthésie absolue à la douleur se prolonge en arrière jusqu'en haut de la cuisse) : sur tous les autres points l'hémianesthésie se borne à une hyperesthésie avec erreurs de localisation, retard des sensations, froid perçu comme chaud.

Le malade ne reconnaît pas les objets placés dans la main gauche; il ne les sent même pas ; le sens stéréognostique est normal à droite.

Pas de troubles des sphincters, pas de surdité. La vue est bonne ; il n'y a pas de diplopie ; fond d'œil normal. Pupilles inégales, la gauche plus large. Réflexes pupillaires normaux ainsi que les mouvements des globes oculaires Pas d'hémianopsie. Pas de rétrécissement du champ visuel, pas de dyschromatopsie. Pas de troubles mentaux.

Au cœur : maladie mitrale et insuffisance aortique.

Évolution : l'état resta stationnaire au point de vue moteur. Quelques jours après son entrée dans le service, le malade se plaignit de maux de tête intermittents, mais sans fièvre et sans autre symptôme.

Une première ponction fut pratiquée dans cette période de céphalée le 21 novembre ; ensemencé sur bouillon, le liquide donna une culture de coccus prenant le gram et disposés presque tous deux par deux, parfois en amas et en courtes chaînettes.

Les jours suivants, la céphalée avait disparu et le malade se sentait un peu mieux, quand le 30 novembre il fut pris brusquement d'un ictus mortel.

OBSERVATION VI

Netter. — Hémiplégie droite avec aphasie, *Semaine médicale*, 1898, page 281.

Une petite fille de sept ans, ayant eu à la fin d'avril des vomissements accompagnés de sensation de fatigue dans les jambes, de contracture de la nuque avec renversement de la tête en arrière, signe de Kernig, etc. ; coïncidence à ce moment d'une épidémie de méningite cérébro-spinale.

Le 30 avril, la mère s'aperçoit que l'enfant ne peut plus parler, qu'elle traîne la jambe droite et ne peut plus se servir du membre supérieur droit. A la consultation, M. Netter constate une aphasie avec hémiplégie droite ; le côté droit de la face est paralysé.

Les troubles moteurs vont en diminuant ; vers la fin du

mois de mai la paralysie faciale a disparu ; le bras est encore raide ; la marche est difficile, la malade fauche. Les membres du côté droit sont plus froids que ceux du côté gauche.

La ponction lombaire pratiquée au mois de mai, permit de recueillir un liquide clair contenant des méningocoques.

OBSERVATION VII (résumée)

SCHULTZE. —Paralysie des deux bras, *Münchner medicinische Wochenschrift*, 1898, p. 1197.

Un enfant de cinq ans est pris, le 17 septembre 1897, de fièvre et d'un sentiment de fatigue (quelques jours auparavant il avait fait une chute insignifiante sur le derrière de la tête) ; quelques vomissements ; état de somnolence ; pression sur les muscles de la nuque à droite un peu douloureuse ; douleur vive à la pression des apophyses épineuses des vertèbres cervicales. Pupilles étroites, réagissant mal.

Les deux bras présentent une paralysie absolue ; seuls quelques mouvements des pouces restent possibles.

Mouvements des membres inférieurs conservés.

Réflexes rotulien et achilléen conservés à droite, mais très faibles ; à gauche abolition. Réflexe plantaire vif, réflexe abdominal normal. Abolition des réflexes tendineux des bras des deux côtés.

Sensibilité à la douleur normale.

L'excitabilité faradique et galvanique des muscles des bras paraît diminuée.

Le 30 septembre, une ponction lombaire donne issue à un liquide clair contenant de nombreux diplocoques groupés en courtes chaînettes ou en tétrades, présentant tous les caractères du méningocoque de Weichselbaum.

Après la première ponction on put constater le retour du réflexe rotulien droit qui les jours précédents avait disparu.

Le lendemain les mouvements étaient redevenus possibles

aussi bien au niveau des jambes qui s'étendaient spontanément qu'au niveau de la tête qui pouvait s'incliner vers la droite ou vers la gauche.

Le 17 octobre, réflexes rotuliens normaux des deux côtés; la main gauche et les doigts de cette main peuvent de nouveau exécuter des mouvements actifs. Dans les muscles des bras, principalement dans les deltoïdes, on relève l'existence de contractions lentes sous l'influence de l'excitation galvanique directe.

Au commencement de novembre, survient une diphtérie pharyngée qui guérit rapidement par l'emploi du sérum de Behring.

A fin décembre, date à laquelle l'enfant quitte l'hôpital, on peut encore noter la persistance d'une paralysie atrophique des deux bras avec réaction de dégénérescence au niveau de certains muscles atrophiés, en particulier des deltoïdes; des courants intenses sont moins sensibles que normalement au niveau des bras.

On revoit l'enfant le 29 août 1898 et on peut constater une paralysie avec atrophie des deltoïdes, des muscles des bras, des muscles longs supinateurs, sous-épineux, grands dorsaux et de la partie inférieure du grand pectoral. Les mouvements des doigts et des mains sont conservés. L'indocilité de l'enfant empêche un examen plus minutieux et notamment ne permet pas de rechercher l'état des réflexes. Pas de troubles intellectuels ni cérébraux.

OBSERVATION VIII (traduite et résumée)

Si[illegible]. — Zur Kenntniss der Læhmungen bei der Meningitis cerebro-spinalis epidemica, *Deutsche Zeitschrift für Nervenkunde*, 1903, nº 23, p. 138.

H. L..., vingt-trois ans, brasseur. Boit jusqu'à six litres de bière par jour.

Le 5 octobre 1901, il ressent des douleurs dans la jambe

droite, douleurs qui vont en augmentant et obligent le malade à entrer à la clinique (le 22 octobre).

Bientôt on peut noter de la fièvre, des douleurs de tête, des vomissements; opisthotonos; pression vertébrale douloureuse; délire.

Par ponction lombaire on retire un liquide contenant des mono et polynucléaires et le *meningococcus lanceolatus* de Weichselbaum.

Le 30 octobre les douleurs de tête ont diminué; en revanche le malade se plaint de douleurs dans le sternum et dans les deux clavicules. La pression de ces régions est douloureuse; les mouvements au niveau des deux épaules, de même qu'au genou, sont aussi douloureux. Le 31 octobre, une nouvelle ponction lombaire ramène un liquide trouble, contenant des diplocoques lancéolés.

Dans la nuit du 2 au 3 novembre, incontinence des sphincters.

Le 6 novembre, la fièvre est tombée; le malade éprouve un grand bien-être; les signes de méningite ont disparu; mais on peut noter une gêne des mouvements du bras gauche; l'abduction en effet est complètement impossible; la rotation en arrière est absolument sans force et de plus la force est très diminuée dans les muscles grand pectoral, biceps et triceps du côté gauche.

Atrophie de la portion moyenne du deltoïde et des sous-épineux.

Examen électrique : Au niveau du point d'Erb, perte de l'excitabilité faradique, excitabilité galvanique normale dans le deltoïde gauche.

Excitabilité faradique du sous-épineux gauche très diminuée.

Troubles sensitifs formant une bande sur la face antérieure des avant-bras (moitié externe), atteignant en dedans la ligne médiane; en haut cette zone commence à un travers de main au-dessous du coude pour se terminer à droite aux articulations métacarpo-phalangiennes du dos de la main, à gauche, à quatre travers de doigt au-dessous de la limite supérieure. Dans toute cette étendue diminution de la sensibilité thermique (chaud non senti, froid faiblement), abolition de la sensibilité tactile et de la sensibilité douloureuse.

Le 8 décembre, on relève la présence d'une anesthésie aux trois modes siégeant à la face antérieure de la jambe droite, au-dessous de l'insertion du tendon rotulien et occupant une étendue grande comme la paume de la main.

Champ visuel normal.

Les troubles de sensibilité vont en s'atténuant pour disparaître complètement au commencement de mars.

Évolution des paralysies : La force redevient rapidement normale dans le grand pectoral, le biceps et le triceps.

A la 7e semaine (fin décembre) commencement d'élévation possible du bras gauche ; puis peu à peu se produit une élévation latérale; toutefois dans ce mouvement l'omoplate est entraînée.

A la 20e semaine le malade peut élever normalement le bras gauche, mais grâce au mouvement de l'omoplate.

L'omoplate est plus basse à gauche qu'a droite.

Atrophie du deltoïde persistante ; à la portion moyenne du muscle se note une dépression et au niveau de son tiers postérieur un aplatissement.

Évolution des réactions électriques : A la dernière semaine de la paralysie persiste une abolition de l'excitabilité indirecte pour la portion moyenne et postérieure du deltoïde ; pour la portion antérieure, contraction rapide.

A l'électrisation directe du deltoïde l'excitation galvanique et faradique est normale pour le tiers antérieur du muscle, nulle pour la portion moyenne ; de la portion postérieure un faisceau musculaire est seul à réagir au courant galvanique et faradique, mais avec contractions lentes.

Sur le sous-épineux gauche le courant faradique est sans action ; le courant galvanique produit une contraction rapide. Le courant faradique produit une contraction ralentie sur le sous-épineux droit,

A la 23e semaine de la paralysie retour de l'excitabilité indirecte dans le tiers postérieur du deltoïde; le tiers moyen est inexcitable.

Le bras gauche a retrouvé sa force ou à peu près, le malade peut quitter l'hôpital et reprendre son travail.

OBSERVATION VIII (résumée)

MM. Letulle et Lemierre. — Méningite cérébro-spinale à rechutes *Soc. méd. des hopit. de Paris*, 10 mars 1905, Bulletin, page 215.

C..., vingt-sept ans, coutelier.

Est pris d'un frisson pendant la nuit du 25 au 26 janvier 1904 ; pendant la journée du 26, vive céphalée, étourdissement, malaise général.

Entre le 27 janvier à l'hôpital Boucicaut.

Homme maigre et chétif, d'une intelligence peu développée. On note : céphalée avec élancements et irradiations vers la nuque ; signe de Kernig, raideur de la nuque, mouvements douloureux ; température, vomissements et constipation.

Ponctions lombaires : Diplocoques peu nombreux, ne prenant pas le Gram, intra et extra-cellulaires (méningocoques).

Traitement par les bains chauds et les ponctions lombaires. Deux rechutes.

Le malade ne se remet que lentement et reste longtemps faible et fatigué ; il conserve de la raideur du tronc pendant les mouvements de flexion difficiles, ce qui lui donne une attitude soudée. La gêne des mouvements est très marquée lorsque le malade monte un escalier ; souvent il tombe en avant. Les réflexes rotuliens sont restés un peu exagérés.

Tous ces phénomènes vont en s'atténuant, mais ne disparaissent pas complètement, le malade reste incapable de travailler, il doit être placé dans un service de chroniques.

CONCLUSIONS

I. — Les études sur la méningite cérébro-spinale ont jusqu'ici porté sur la période aiguë de cette maladie; la raison en est simple : cinquante à quatre-vingt pour cent des malades atteints meurent dans les premières semaines de la phase aiguë.

II. — Que deviennent les malades qui guérissent? Leur guérison est elle complète, définitive? Peut-être moins souvent qu'on ne le suppose.

III. — Il arrive, en effet, dans un certain nombre de cas que les malades guéris de méningite cérébro-spinale épidémique sont atteints de troubles soit cérébraux soit médullaires d'allure chronique ou subchronique.

IV. — Ces complications éloignées de la méningite cérébro-spinale épidémique peuvent ne pas être rattachées à leur cause réelle : certains malades, par exemple, atteints de troubles mentaux consécutifs, vont dans un asile d'aliénés où la cause première de leur affection reste souvent inconnue.

V. — Nous avons eu la bonne fortune d'observer trois cas personnels de ces complications éloignées et nous avons pu constater qu'elles revêtaient des formes diverses : mentales et paréto-spasmodiques.

VI. — Il serait naturellement intéressant par la suite — la question étant posée — de rattacher à leur cause des cas analogues.

INDEX BIBLIOGRAPHIQUE

ALAMELLE. — Contribution à l'étude des méningites séreuses et de leurs reliquats, particulièrement chez l'enfant. Thèse Nancy, 1897.

ANTONY. — *Société méd. hôp. Paris* 29 novembre 1902.

BABINSKI. — Méningite cérébro-spinale subaiguë à polynucléaires. Ponctions lombaires. Guérison. *Soc. med. des hôp. de Paris*, 31 octobre 1902.

BALLET. — Traité des maladies mentales, p. 111.

BERNARD. — Du pronostic immédiat et éloigné des méningites cérébro-spinales. Thèse Paris 1903.

BOINET et RAYBAUD. — Note sur un cas de méningite suppurée guérie. *Soc. med. des hôpit. de Paris*, 31 mai 1901.

BOUDIN. — *Mémoires de médecine, chirurgie et pharmacie milit.*, 1852, t. IX, 2e série.

BROUSSAIS. — *Recueil des mémoires de médecine, de chir. et de pharm. milit* ; 1843, t. LIV, 1re série, p. 71.

BULLARD. — Paralysis following cerebro-spinal meningitis *Boston med. and surg. Journal*, 1899, t. 140, p. 150.

CAMIADE — Considérations sur la méningite cérébro-spinale et particulièrement sur les récentes épidémies de Bayonne. Thèse Paris 1899.

CHADOURNE. — Dissertation sur la méningite cérébro-spinale épidémique et en particulier sur celle observée en France de 1837 à 1842. Thèse Paris 1844.

CHANTEMESSE et MILLET. — Note sur la méningite cérébro-spinale. *Soc. méd. des hôpl.*, 9 décembre 1898, p. 885.

CHAUFFARD — Des suites éloignées des méningites cérébro-spinales aiguës.

COUNCILMANN. — Epidemic cerebro-spinalis meningitis *Philadel. med. Journ*, I, n° 21, 1898.

Courtellemont. — Contribution à l'étude des accidents nerveux consécutifs aux méningites aiguës simples, thèse Paris, 1901.

Crouzon. — Scléroses combinées de la moelle, thèse Paris, 1901.

Dalché. — *Soc. méd. Hôp. Paris*, 17 juin 1898, p. 333. Méningite curable et poliomyélite, *Id.* 31 octobre 1898, p. 678.

Deberre. — Des suites éloignées des méningites bactériennes, thèse Paris, 29 janvier 1903.

Faure et Laignel-Lavastine. — Étude histologique de l'écorce cérébrale dans dix-huit cas de méningite (communication au Congrès de Grenoble, 1902).

Ferron. — La méningite cérébro-spinale en Gascogne (1836-1839). Sa première description par le Dr Louis Lespès, médecin des épidémies de l'arrondissement de Saint-Sever (Landes). Ouvrage encore inédit.

Hayem. — Étude sur les diverses formes d'encéphalite, thèse Paris, 1868.

Joffroy. — *Société médicale des Hôpitaux de Paris*, 22 mars 1901.

Labbé et Castaigne. — *Soc. méd. des Hôp. de Paris*, 29 mars 1901, p. 327.

Letulle et Lemierre. — Méningite cérébro-spinale à rechutes, *Soc. méd. Hôp. Paris*, 10 mars 1903, p. 218.

Lespès. — *Recueil des travaux de la Soc. de méd., de Bordeaux*, 1838, p. 260.

Leyden. — *Klinik der Rückenmarkskrankheiten*, 1874, Berlin, p. 128.

Looft. — La méningite cérébro-spinale épidémique en Norvège, pendant les années 1875-1897. *Nordiski medicinskt Arkiv*, Bd 31, Afd II, Heft 1, p. 18.

Moizard et Grenet. — *Soc. méd. hôp. Paris*, 19 décembre 1902, p. 1121.

Mya. — Rapport sur les méningites aiguës non tuberculeuses. Congrès de Paris, 1900, p. 303.

Netter. — *Soc. méd. hôp. Paris*, 1898, p. 281.

— *Soc. méd. hôp. Paris*, 11 mai 1900, p. 372.

— Les suites éloignées des méningites cérébro-spinales, *Soc. méd. hôp. Paris*, 11 mai 1900.

Parmentier. — *Soc. méd. des hôp.*, 1901, 1er février.

Pellerin et Témoin. — *Soc. méd. hôp. Paris*, 28 novembre 1902, p. 1031.

Pierret. — Congrès des neurologistes et aliénistes, tenu à Angers en 1898.

Quincke. — Ueber men. serosa und verwandte Zustaende. *Deutsche Zeitschr. f. Nervenheilk*, 9 Bd, 3 Heft, 1896.

Renaud. — Complications des méningites cérébro-spinales aiguës non tuberculeuses.

Hendy. — *Soc. méd. hôp. Paris*, 24 janvier 1902, p. 46.

Schmid. — Zur Kenntniss der Lachmungen bei der Meningitis cerebro-spinalis epidemica. *Deutsche Zeitschr. für Nervenheilkunde*, 1903, n° 23, p. 138.

Schultze. — *Münchner medicinische Wochenschrift*, 1898, p. 1107.

Seifert. — Myelitis nach Meningitis cerebro-spinalis. *Wiener medic. Wochenschrift*, 1882, XXXII, p. 783 et 821.

Sicard et Huet. — Méningite cérébro-spinale à forme de syndrome de Little et de pseudo-bulbaire. *Soc. de neurologie*, 6 novembre. *Revue de neurologie*, 1902, p. 1003.

Thomas. — Essai sur les altérations du cortex dans les méningites aiguës.

Tourdes. — Histoire de l'épidémie de méningite cérébro-spinale observée à Strasbourg en 1840 et en 1841.

Widal et Lemierre. — Les suites éloignées des méningites cérébro-spinales. *Soc. méd. hôp. Paris*, 26 décembre 1902, p. 1188.

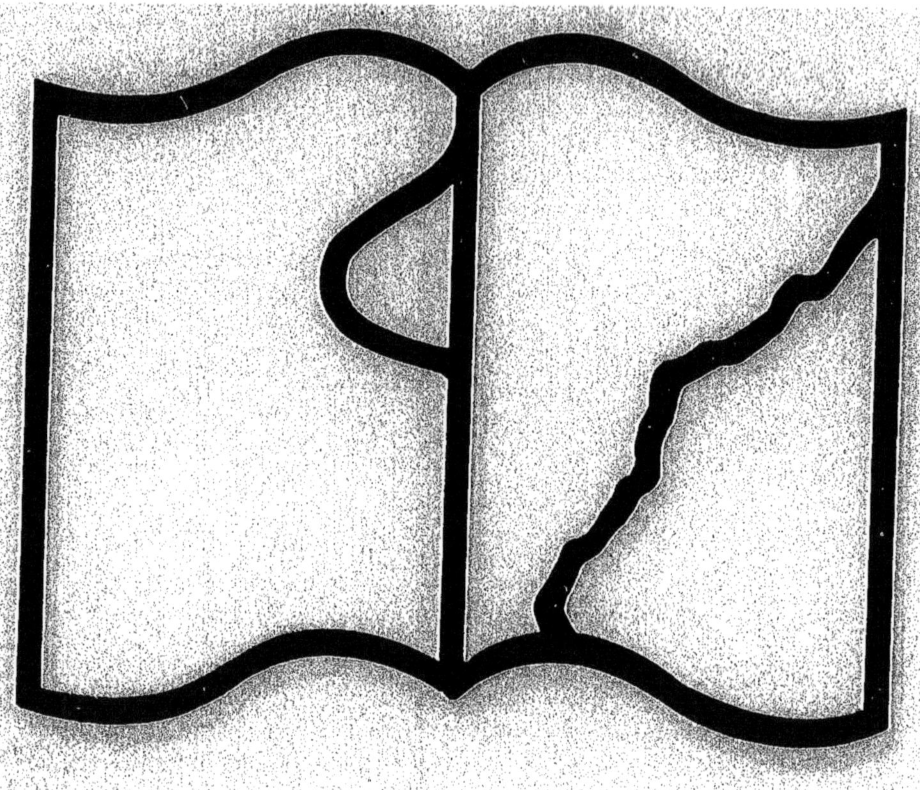

Texte détérioré — reliure défectueuse

NF Z 43-120-11

www.ingramcontent.com/pod-product-compliance
Ingram Content Group UK Ltd.
Pitfield, Milton Keynes, MK11 3LW, UK
UKHW021013200726
13857UKWH00004B/1431